DE

L'ALCOOLISME

AU POINT DE VUE SOCIAL

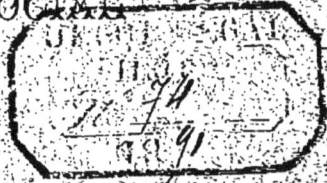

CONFÉRENCE

FAITE AU CERCLE RÉPUBLICAIN DU BERRY

Le 12 Octobre 1891

Par M. le Docteur VILLY

PRÉPARATEUR AU LYCÉE LOUIS-LE-GRAND

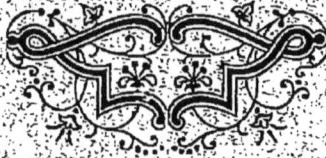

ISSOUDUN

IMPRIMERIE TYPOGRAPHIQUE ET LITHOGRAPHIQUE EUG. MOTTE

1891

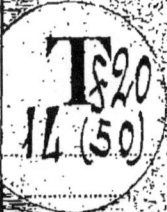

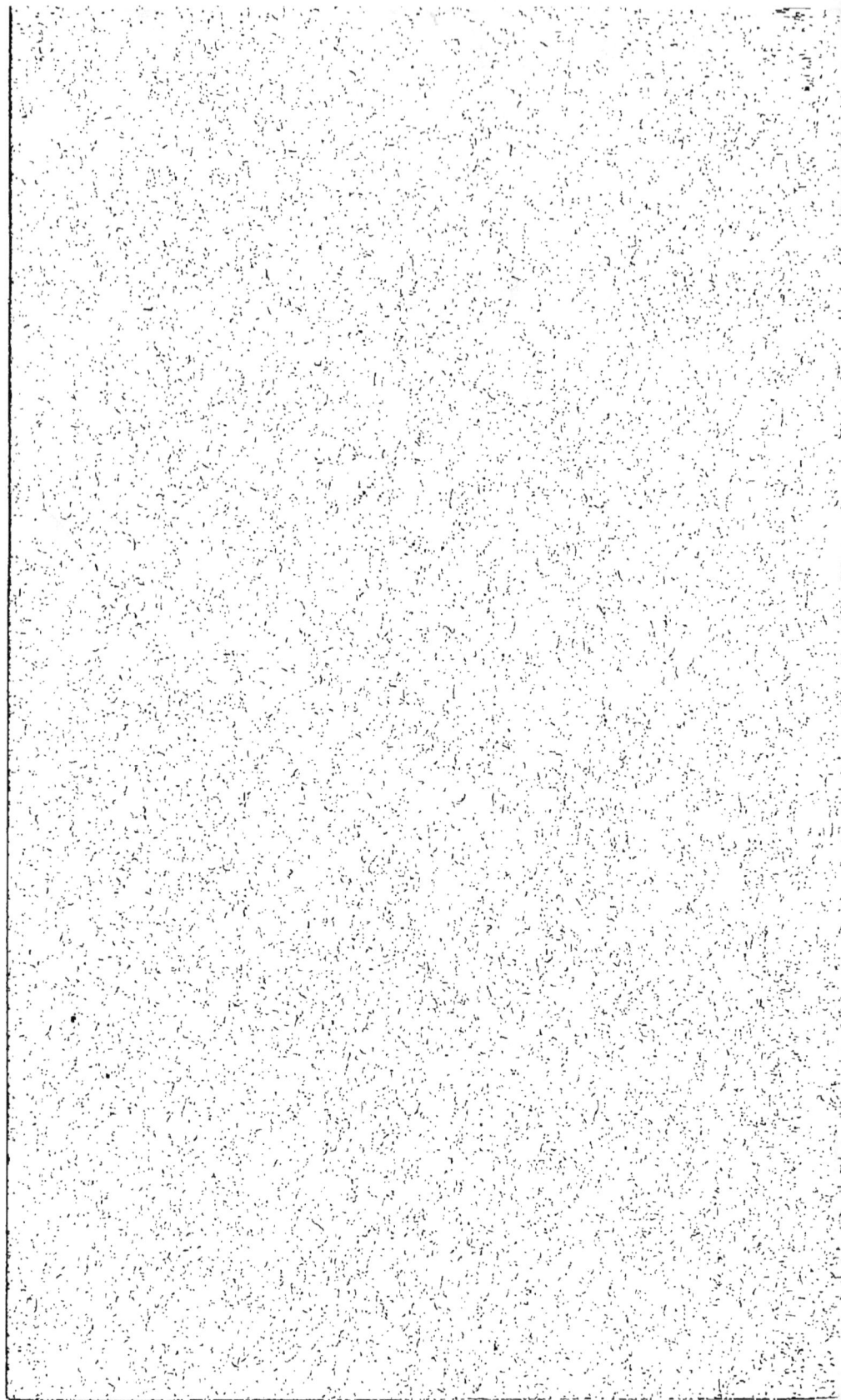

DE
L'ALCOOLISME
AU POINT DE VUE SOCIAL

CONFÉRENCE

FAITE AU CERCLE RÉPUBLICAIN DU BERRY

Le 12 Octobre 1891

Par M. le Docteur VILLY

PRÉPARATEUR AU LYCÉE LOUIS LE GRAND

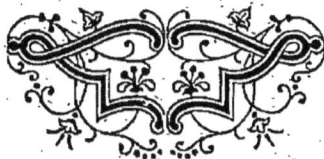

ISSOUDUN

IMPRIMERIE TYPOGRAPHIQUE ET LITHOGRAPHIQUE EUG. MOTTE

—

1891

DE L'ALCOOLISME

AU POINT DE VUE SOCIAL

Origine de l'ivrognerie

Dire que l'ivrognerie est aussi vieille que
le monde, c'est énoncer une vérité quelque
peu banale. Elle a paru, en effet, dès que
l'homme a voulu utiliser comme boissons
journalières les produits de fermentation
des substances végétales, telles que le raisin,
la pomme ou l'orge germé, ou des matières
animales comme le lait.

Et cependant, à cette époque lointaine,
les inconvénients de l'ivresse chronique se
trouvaient largement atténués par les exer-
cices violents, les jeux, la vie au grand air,
qui permettaient à chaque individu d'absorber des quantités de liquide parfois énormes,
sans que la santé s'en trouvât pour cela
sérieusement altérée.

Les ravages sur l'espèce humaine n'ont
guère commencé que vers le XVIᵉ siècle; les
premiers atteints en masse furent les indi-
gènes d'Amérique et d'Océanie, lors des
voyages des grands navigateurs de cette
époque.

Cette fois, ce n'était plus le vin lui-même

qui agissait, mais bien une liqueur à l'action
autrement rapide et dangereuse : l'*esprit de
vin*, l'*eau de feu*, ainsi que la désignaient
les Arabes auxquels on en attribue la décou-
verte qui remonte probablement au xie ou
au xiie siècle.

Dans les premiers temps, l'eau-de-vie
servit presque exclusivement à des usages
médicinaux ; on la trouvait seulement chez
les apothicaires à un prix fort élevé. Puis
elle devint bientôt d'un usage courant chez
presque toutes les nations ; la consommation
en est devenue tellement fréquente, que le
vin ne suffit plus, et cela depuis longtemps,
à sa production.

Aujourd'hui, on distille tout : betteraves,
pommes de terre, blés avariés, avoines, certains bois et jusqu'aux vieux chiffons, après
une série de manipulations et de transfor-
mations chimiques, dans le détail desquelles
nous ne pouvons entrer ici.

Et, constatation véritablement inquiétante,
cette consommation est d'autant plus considérable que le liquide est de qualité infé-
rieure.

Effets physiologiques et pathologiques

sur l'individu

Il est parfaitement exact que l'alcool, assez
étendu d'eau et pris à très petites doses
(soit 50 à 60 grammes au plus dans les
24 heures), est un aliment d'épargne, ou
mieux, qu'il empêche ou ralentit la dénutri-
tion. Il augmente la fréquence du pouls,

produit une calorification bienfaisante, mais peu durable et suivie d'un refroidissement d'autant plus marqué que la quantité de liquide ingéré a été plus grande.

La médecine met à profit cette action salutaire dans le traitement de la pneumonie par exemple, chez les vieillards, mais à une double condition que les doses soient très modérées et convenablement espacées.

Le vin naturel, non suralcoolisé, le cidre et les autres boissons, même employées jusqu'à l'abus, ne produisent que beaucoup plus tard leurs effets pernicieux sur l'organisme de gens habitués à travailler au grand air et obligés de dépenser en même temps une somme considérable d'énergie musculaire. Mais l'eau-de-vie, même de bonne qualité, fait sentir beaucoup plus vite son action désastreuse, en particulier sur les travailleurs des villes, sans épargner non plus les habitants des pays autrefois producteurs de vin chez lesquels le phylloxéra a fait son apparition : les alcools industriels et surtout ceux d'origine allemande, toujours mal rectifiés, ont remplacé pour eux le vin qui leur manque aujourd'hui.

Une habitude absolument déplorable et funeste que l'on rencontre chez un trop grand nombre d'ouvriers, consiste à absorber le légendaire petit verre du matin, presque dès le lever, avant l'entrée à l'atelier, sans compter les occasions de la journée. L'irritation de l'estomac est d'autant plus grande que l'organe est à jeun et que le liquide est de plus mauvaise qualité.

Expérimentation sur les animaux

Nous sommes ainsi tout naturellement amenés à rappeler les expériences faites sur les animaux par notre maître M. Dujardin-Beaumetz et M. Audigé (1879).

Dans une première série, ils ont établi que pour faire mourir un chien en 24 heures, il fallait lui donner, par kilog. de son poids :

Alcool amylique..... 1 gr. 70
— butylique..... 1 90
— propylique... 7 25
— éthylique..... 7 70

Ce qui correspondrait pour l'homme, aux nombres suivants :

Alcool amylique..... 127 gram.
— butylique..... 142 »
— propylique... 262 »
— éthylique..... 543 »

Dans une seconde série (1884), les mêmes savants ont reconnu :

1° Que les alcools, administrés d'une manière lente et continue, déterminaient des congestions et inflammations du tube digestif et du foie, des congestions pulmonaires, des altérations vasculaires, et enfin des suffusions sanguines dans les muscles et dans le tissu cellulaire.

2° Que ces lésions sont surtout marquées *lorsqu'elles ont été produites par des alcools bruts ou mal rectifiés et provenant des betteraves, des grains et des pommes de terre.*

La physiologie expérimentale est ainsi d'accord avec les faits d'observation journalière, pour établir que l'alcool, à certaines doses longtemps renouvelées, produit une intoxication aigue ou chronique.

De là, comme dans tous les empoisonnements, cette division en alcoolisme aigu et alcoolisme chronique. Cette seconde forme peut elle-même quelquefois produire des crises aigues passagères, souvent dangereuses, comme nous le verrons bientôt (*delirium tremens*) quelquefois mortelles.

Les lésions matérielles constatées à l'autopsie des animaux soumis au régime de l'alcool, se retrouvent également chez l'homme dans des conditions identiques. On s'explique ainsi les digestions pénibles, laborieuses, les vomissements pituiteux du matin, les maux de tête, les cauchemars.

On peut dire, avec le professeur Lancereaux, que *l'alcoolisme chronique n'est qu'une vieillesse anticipée.*

Bien plus, une remarque faite depuis longtemps, vient confirmer l'exactitude de ce principe et lui donner en quelque sorte le caractère d'une vérité toute mathématique : Les maladies ordinaires, de moyenne gravité dans la majorité des cas, telles que la fluxion de poitrine, l'érisypèle, les blessures elles-mêmes, prennent toujours une tournure plus grave chez le buveur d'eau-de-vie ou d'absinthe.

Il est à peine besoin de rappeler que la tuberculose pulmonaire frappe souvent, et de préférence les alcooliques chez lesquels le terrain de culture est admirablement préparé pour le développement rapide de cette terrible maladie : les hôpitaux de nos grandes villes en fournissent trop souvent la preuve.

Il nous reste à parler des désordres nerveux produits par l'ivrognerie et considérablement aggravés par l'abus de l'absinthe.

I. Dans des expériences faites par M. le Dr Magnan, on a vu que des cobayes, enfermés sous une cloche renfermant des vapeurs d'absinthe, s'agitaient violemment et éprouvaient de véritables crises épileptiques.

II. Plus récemment, M. le Dr Dujardin-Beaumetz a constaté qu'il se produisait une véritable hyperesthésie de la peau.

III. Enfin, M. le Dr Laborde a prouvé par de nouvelles expériences, qu'il y avait une différence des plus nettes entre les effets de l'alcool absorbé seul, et ceux de l'essence d'absinthe :

1° Avec un alcool rectifié, de première qualité, on observe un véritable abêtissement, un défaut d'équilibre et la titubation, chez les animaux, comme chez l'homme en état d'ivresse. Plus tard survient la paralysie du train postérieur, mais l'animal paraît content de son sort, absolument comme chez nos buveurs de vin.

2° Avec un alcool de mauvaise nature, ou insuffisamment rectifié, du type supérieur, et en particulier avec l'alcool amylique, voici ce que l'on observe : l'animal est en état de mort apparente, il ressemble à une masse inerte.

3° L'absinthe seule, à dose suffisante, produit rapidement l'incoordination des mouvements, puis la torpeur, et souvent enfin l'animal succombe, ou bien il est pris d'attaques convulsives, épileptiques, auxquelles succède la stupeur et l'anéantissement.

D'autre part, il importe de remarquer que la liqueur d'absinthe vendue dans la plupart des débits de boissons, est toujours formée par une dissolution de la plante dans l'alcool. Or, celui-ci est souvent de mauvaise qualité, insuffisamment rectifié, pour le plus grand bénéfice du fabricant.

Par conséquent le buveur subit une double influence toxique, celle d'un mauvais alcool, et celle de l'absinthe.

On sait que l'ivrognerie aboutit souvent au suicide, mais l'absinthe produit un genre d'hallucinations de la vue et de l'ouïe particulièrement redoutables (hallucinations terrifiantes). Le pauvre fou entend ou voit partout des ennemis imaginaires qui en veulent à sa vie, et alors il tue pour se défendre. Les exemples de meurtres dans ces conditions, se comptent par milliers. Nous nous contenterons dans citer deux, bien typiques. Il y a quelques années, un Anglais de passage à Paris traversait les grands boulevards. Il se heurte à un passant inoffensif qu'il ne connaît pas le moins du monde et lui tire à bout portant un coup de revolver. On le conduit au Dépôt et l'on reconnaît en lui les signes habituels de l'alcoolisme chronique. C'était de plus, un buveur d'absinthe.

Le second fait est vraiment plus terrible : Un individu, également abruti par l'absinthe est constamment poursuivi, surtout la nuit,

par des voix qui le poussent au meurtre.
Enfin, après avoir absorbé trois ou quatre
verres d'absinthe il tue sa femme et ses
enfants.

Ce n'est pourtant pas encore là le caractère des crises aigües que l'on voit survenir
chez les alcooliques endurcis : elles se produisent aussi le plus souvent sans cause
apparente, subitement ; en particulier elles
surviennent dans le cours des maladies fé-
briles dont elles aggravent presque toujours
le pronostic ; ou bien encore dans le cours
d'une journée d'été, chaude et surtout ora-
geuse, alors que l'atmosphère est fortement
chargée d'électricité.

Voici en quelques lignes le tableau qu'en
a tracé de main de maître mon vénérable
ami le docteur Delasiauve : « Par une prodi-
« gieuse activité nerveuse, le malade n'a ni
« paix ni trève : toutes les parties du corps
« sont en mouvement ; les traits sont pro-
« fondément altérés. L'esprit est assailli
« par des hallucinations, surtout celles de
« la vue, dont la rapide succession occa-
« sionne une mobilité incessante et une
« incohérence complète. Le malade aperçoit
« presque en même temps des fantômes,
« des paysages, des bêtes féroces. Des atta-
« ques épileptiformes compliquent fréquem-
« ment cet accès de délire furieux... »
Un tel spectacle navre l'âme.

De l'alcoolisme au point de vue de
la famille

Si encore tous ces désordres dus à la né-
faste influence des alcools n'atteignaient que

l'individu pris isolément, le mal serait re-
latif, et plus d'un ivrogne a souvent répété
cette excuse dont nous allons voir l'absur-
dité : « Que vous importe, je ne fais de mal
qu'à moi-même ! »

Il ignore donc, le malheureux, que s'il est
marié et a charge de famille, il est responsable du bien-être ou de la misère de ceux
qui l'entourent ! Quelle autorité espère-t-il
conserver sur ses enfants, dans de pareilles
conditions ? L'ivrognerie peut aboutir au
crime, c'est encore une vérité banale. Voilà
donc, par le manque d'énergie d'un buveur
incorrigible, toute une famille déshonorée
par l'inconduite de son chef.

Ces tristes conséquences ne sont pas seulement immédiates et personnelles : l'alcoolique est frappé jusque dans sa descendance.
« L'individu, nous dit le docteur Lancereaux,
« qui hérite de l'alcoolisme, est, en général,
« marqué du sceau d'une dégénérescence
« qui se manifeste plus particulièrement
« dans les troubles des fonctions nerveu-
« ses. »

Peut-on admettre qu'il en advienne autrement ? Tout, dans ce genre de vie, doit con-
tribuer à débiliter l'organisme : à l'action
immédiate ou lointaine de l'alcool vient s'a-
jouter celle de l'air souvent vicié des cabarets par l'entassement et l'absence à peu
près complète des principes les plus simples
de l'hygiène.

On a relevé les observations suivantes
dans le service du docteur Delasiauve, à la
Salpêtrière :

Dans 60 familles dont les parents étaient
alcooliques, on a trouvé sur 301 enfants :

132 morts à cette date et 169 survivants.
Chez ces derniers il y avait 60 épileptiques.

48 avaient des convulsions, 61 seulement
étaient bien portants. En général, il y avait
chez tous un arrêt de développement, avec
tous les attributs de l'état que l'on désigne
sous le nom d'infantilisme.

Autre exemple, cité par le docteur Morel :
Un ivrogne meurt après avoir passé par
tous les degrés de l'alcoolisme. Des neuf enfants qu'il eut, deux moururent de convulsions, deux succombèrent idiots, deux res-
tèrent rachitiques, le septième vécut quelques mois. Les deux survivants étaient
phtisiques.

De l'alcoolisme au point de vue social

Il est dès lors facile de prévoir que ces
tristes résultats doivent avoir leur contre-
coup sur un terrain économique encore
plus vaste et qu'ils ne se restreignent pas à
ce cercle relativement étroit formé par le
groupe familial.

Cette partie de la question comporte l'étude
de chiffres qui n'ont rien d'absolu ; une précision rigoureuse, mathématique, est im-
possible là comme dans une foule d'autres
questions sociales.

Et d'abord, on a dit que l'intempérance
était une des causes les plus puissantes de
l'extension de la misère. On s'est, en effet,
basé sur des calculs très simples. Prenons,
par exemple, deux types de travailleurs, aux
deux extrémités de l'échelle intellectuelle.

Parmi les ouvriers d'art, à Paris, nous

pouvons citer les constructeurs d'instruments de précision.

Il est très fréquent de voir, pour certains d'entre eux, un salaire moyen de 10 francs par jour. Or, nous connaissons un atelier de ce genre dans lequel la proportion de chômage volontaire est de 1/5 pour le personnel. L'ouvrier se repose deux jours au moins sur six, le dimanche non compris.

La perte pour chacun d'eux est ainsi de 80 francs par mois, soit près de mille francs par année. Inutile d'ajouter que pendant ces jours de fête, le produit du travail antérieur passe presque entièrement chez le marchand de vins. Survienne après cela une crise commerciale, voire même un simple ralentissement dans la production industrielle, voilà des familles sûrement exposées à la misère, par la faute de l'imprévoyance de leurs chefs.

A Paris encore, le prix de la journée d'un simple manœuvre oscille autour de 4 fr. 50. On peut évaluer à 60 centimes la somme dépensée quotidiennement en petit verre du matin, absinthe ou verres de vin (l'habitude du demi-setier bien connue des buveurs). Or, le même fait se reproduisant tous les jours, la perte annuelle et personnelle ne reste guère au-dessous de 200 francs ; elle représente une somme qui, placée à intérêts composés à 3 0/0, produirait au moins 6,000 francs au bout de vingt ans. Voilà donc une réserve utile absolument perdue pour l'ouvrier.

Rien que pour les ouvriers d'industrie, la perte annuelle doit dépasser 50 millions annuellement, sans compter, bien entendu, le produit des heures de chômage volontaire.

Des économistes à courte vue pourraient nous répondre par cette objection qui nous semble singulièrement spécieuse : La somme que vous évaluez ainsi d'une manière tout à fait arbitraire, pour considérable qu'elle soit, n'est pas absolument perdue ; elle a plutôt été déplacée, puisqu'elle a passé d'une poche dans une autre. Nous leur répondrons simplement que cette perte reste toujours énorme pour la classe ouvrière qui la subit, tandis qu'elle profite surtout à une catégorie beaucoup moins intéressante, celle des gros producteurs d'alcool dont la fortune croît d'autant plus vite qu'ils livrent à la consommation des liquides plus frelatés.

En dernière analyse, nous croyons nécessaire de rappeler cette loi économique dont l'importance ne peut vous échapper : *Le travail de l'homme en puissance d'alcoolisme chronique est toujours moins productif que celui de l'ouvrier habituellement sobre. Il est moins productif à la fois en qualité et en quantité* (Lancereaux).

Et puis, voyez cette contradiction : le buveur augmente constamment sa ration journalière d'alcool, poussé par cette idée tout à fait inexacte que l'eau-de-vie et les autres liqueurs fortes sont pour lui un stimulant nécessaire. Il subit ainsi, sans qu'il s'en doute, la loi générale de l'accoutumance, bien connue en médecine et dans les sciences naturelles.

Si encore cette misère dont nous venons de parler restait localisée, accidentelle ! Elle s'étend au contraire avec une rapidité effrayante parmi les populations du vieux

continent pour former cette autre maladie
chronique des peuples, le paupérisme. Elle
demeure aujourd'hui à l'état permanent,
même aux plus brillantes époques d'activité
commerciale. Il n'y a peut-être plus un cen-
tre industriel où n'existe un ou plusieurs
quartiers réservés pour ainsi dire à la misère, où croupit une population étiolée,
abreuvée d'alcool infect, et dont la nourri-
ture se compose des aliments les plus gros-
siers. Joignez à cela l'insuffisance et l'insa-
lubrité des logements, vous vous explique-
rez aussi comment s'y étalent les promiscuités
les plus dangereuses, la démoralisation et
la haine des classes. Qu'on veuille bien lire
les pages que Charles Dickens a écrites sur
la situation morale et matérielle du quartier
général des pauvres, à Londres ; cette des-
cription est vraiment terrifiante.

Enfin, rappelons-nous qu'à une certaine
phase de l'alcoolisme chronique, l'intelligence arrive à s'atrophier, les idées se ré-
trécissent. Bientôt l'ouvrier se voit chassé
de son usine, non sans avoir fait, pendant
les crises aiguës de sa maladie, une ou plusieurs stations à l'hôpital, où il se trouve
ainsi chaque fois à la charge de la société.
La guérison dépend souvent de la force de
volonté, surtout au début; on peut donc
quelquefois l'obtenir, mais le plus souvent
les vieilles habitudes reprennent le dessus,
et le malheureux qui en est la victime volontaire, incapable de rien produire, devient
un véritable parasite. Mais avant d'en arriver à
ce terme fatal, l'ouvrier a perdu depuis longtemps la plus grande partie de son intelli
gence et de sa force physique. Le terme ex-

trême de la vie chez l'ivrogne de nos grandes
villes ne dépasse guère 45 ans. En admet-
tant même qu'il y ait survie, elle devient
improductive, et la nation perd ainsi le bénéfice de dix années de travail par chaque
individu en puissance d'intoxication par
l'eau-de-vie ou l'absinthe.

Des écrivains socialistes dont le nom fait
autorité ont voulu, et non sans raison sé-
rieuse, rattacher cette si grave question de
l'ivrognerie chronique à l'organisation même
de notre état social actuel et au surmenage
incessant auquel sont soumis les ouvriers
d'industrie. Ils ont pensé que la réduction
des heures du travail quotidien rendrait plus
facile la vie de famille, le temps de repos
vers le milieu de la journée n'obligeant plus
d'avoir recours au cabaretier voisin de l'u-
sine ou de la mine. Il ne serait pas nécessaire, d'après eux, de rechercher plus loin la
principale, sinon l'unique cause des habitudes d'intempérance.

On pourrait nous accuser d'exclusivisme
et de faire pour ainsi dire le procès de la
classe ouvrière seule, alors que le même
défaut se retrouve aussi bien chez les riches,
quoique à un degré moins élevé : les classes
dirigeantes, en Angleterre, en savent là-
dessus beaucoup plus long que nous-mêmes;
mais chez elles les scènes d'ivrognerie sont
rarement publiques. Il convient d'ajouter
que les inconvénients résultant de l'abus des
liqueurs fortes n'ont plus dans ce cas la
gravité immédiate que nous connaissons
maintenant. Les gens riches peuvent consom-
mer impunément et pendant plus longtemps
des produits plus chers et partant de qualité

supérieure, avec une toxicité beaucoup
moins prononcée. Mais, en fin de compte,
les altérations multiples de l'organisme dues
à l'ingestion continue de l'alcool se produisent fatalement, quoique bien plus tard, et
dans bien des cas la misère n'en sera pas
une conséquence forcée. Quoi qu'il en soit,
nous ne devons guère éprouver plus de
sympathie pour l'ivrogne de haute volée que
pour l'alcoolisé vêtu de guenilles qu'il aura
traînées plus ou moins longtemps dans quelque ruisseau.

Influence de l'alcoolisme sur le développement de la criminalité, des suicides et de la folie

En consultant le remarquable et très savant rapport du regretté sénateur Claude
(des Vosges), on peut établir, à l'aide des
renseignements statistiques et des tableaux
graphiques qu'il renferme, une comparaison
des plus instructives, et ajoutons des plus
affligeantes, entre le développement de l'i-
vrognerie dans notre pays et les nombres
correspondants des cas de folie, de crimes
et de suicides pour chaque département.
On est tout de suite frappé par ce fait in-
contestable que la consommation des eaux-
de-vie, des liqueurs et de l'absinthe suit une
marche parallèlement ascendante avec le
nombre des aliénés, des criminels et des
suicidés; alcoolisme et criminalité vont en-
semble. Ce Mémoire est déjà vieux d'une
dizaine d'années; si donc on veut bien se
reporter, ainsi que nous l'avons fait nous-
même, aux tableaux dressés depuis cette

époque soit par le ministère de la justice,
soit par des médecins aliénistes tels que
MM. Magnan (de l'asile Sainte-Anne) et
P. Garnier (du Dépôt de la Préfecture de
Police), on trouve que les proportions as-
cendantes et parallèles se maintiennent.

En effet, beaucoup d'individus essaient
de se suicider chaque fois qu'ils sont ivres.
Il n'est guère de semaine où l'on voie, dans
les faits-divers des journaux, citer des exemples d'ivrognes arrêtés sur la voie publique,
conduits au poste, qui ont voulu se tuer
d'une manière quelconque pendant la nuit.

La tentative de suicide survient le plus
souvent sous l'influence du délire alcoolique
à forme dépressive. Souvent aussi d'autres
individus, ainsi que nous le rappelions au
début de notre étude, tuent soit leur femme,
leurs enfants, ou toute autre personne qui
se trouve à ce moment auprès d'eux, puis
ils songent à se tuer eux-mêmes une fois
leur crime accompli.

Enfin l'ivrognerie, nous l'avons aussi
montré, est fatalement cause de misère, et
celle-ci est toujours une conseillère dangereuse. Joignez à tout cela la perversion ha-
bituelle du sens moral d'abord, puis la folie.

Aux dernières périodes de l'alcoolisme
chronique correspond l'idiotie ou la manie.
Alors l'ivrogne n'obéit plus qu'à des impul-
sions violentes, irrésistibles. Il a des mouvements inconscients et devient dès lors ir-
responsable, mais presque toujours ce sera
un fou dangereux.

Avant d'en venir à commettre ces crimes,
l'ivrogne est toujours tapageur, susceptible,
violent et brutal.

On sait combien sont fréquentes les rixes à la sortie du cabaret. Plus tard, il sera poursuivi par une idée fixe, et les hallucinations dont nous avons déjà parlé le conduiront à se défendre contre des ennemis imaginaires, tels les deux exemples cités plus haut.

D'autre part, surtout dans la première période des effets de l'alcool, l'homme ivre est fréquemment poussé par un besoin sexuel quelquefois impérieux; alors la cour d'assises peut être le terme fatal où aboutit l'ivrognerie.

Ou bien encore le buveur endurci, plongé dans une misère noire, après avoir parfois occupé une situation sociale très importante ou même simplement enviable, en arrive à se voir chassé de partout. Il devient ainsi, par nécessité, voleur et assassin; les bancs de la cour d'assises ou de la correctionnelle le reconnaissent pour un de leurs habitués.

Distribution géographique de l'alcoolisme

Nous l'avons vu en commençant, l'usage de l'alcool, d'une manière générale, existe chez la plupart des peuples; il convient pourtant de remarquer que de toutes les races, celles d'origine germanique, anglaise, chinoise ou nègre ont la réputation de se livrer le plus à l'ivrognerie.

La consommation des liqueurs fortes est d'autant plus considérable que l'on passe des régions équatoriales vers les contrées froides. Le maximum d'effet nuisible est sans contredit dans les pays les plus chauds.

Les peuples du Nord semblent résister davantage; l'action de l'alcool sur l'organisme
humain paraît moindre dans ces contrées,
probablement à cause de l'activité respira-
toire qui y est plus considérable. Les aliments gras seraient alors beaucoup plus
utiles, car l'expérience et les faits sont là
pour montrer que l'eau-de-vie seule est incapable d'empêcher le refroidissement. C'est
justement ce que l'expérimentation physio-
logique a pleinement confirmé.

Ainsi, en Suède, chaque habitant con-
somme environ 80 litres d'eau-de-vie par
an. En Ecosse, la quantité pour tout le pays
est de 200,000 hectolitres (année 1862). Or,
sur une population de 2 millions d'habitants
on en a condamné 95,000 soit à une forte
amende, soit à la prison, et seulement on
comptait 10,000 femmes. Enfin, le nombre
des décès dûs manifestement à l'alcool y est
d'au moins 50,000.

En Irlande, comme en Pologne, les habitants sont absolument terrassés par la misère et abrutis par l'eau-de-vie. En Allema-
gne, le développement de l'ivrognerie suit
la même marche ascendante. Mais pour la
Suède, que nous citions à l'instant, voici le
jugement porté par un savant de ce pays :

« ... Les choses en sont arrivées à tel
point que si les moyens énergiques ne sont
pas employés contre une habitude aussi fa-
tale, la nation suédoise est menacée de maux
incalculables. Le danger que fait courir l'alcoolisme à la santé physique et intellectuelle
des populations scandinaves n'est pas une de
ces éventualités plus ou moins probables,
c'est un mal présent dont on peut étudier

les ravages sur la génération actuelle. Il n'y a plus moyen de reculer devant les mesures à prendre, dussent ces mesures léser bien des intérêts. Mieux vaut-il se sauver à tout prix que d'être obligé de dire : Il est trop tard ! »

Essayons maintenant de suivre la marche du fléau dans notre pays.

En 1861, M. Jules Simon écrivait que, dans l'espace d'une année il se débitait, pour la seule ville de Rouen, environ 5 millions de litres d'eau-de-vie, sans compter le cidre, le vin et la bière. La ville d'Amiens consommait, à la même époque, 80,000 petits verres d'eau-de-vie par jour, ce qui pouvait représenter la valeur de 12,000 kilos de pain.

A Paris, la consommation moyenne pour chaque habitant s'est élevée, de 1825 à 1854, à la proportion de 14 litres par an, au lieu de 8 litres, et si l'on consulte les livres de l'octroi, on constate que cette proportion a encore augmenté; elle est actuellement de 27 litres.

Les départements présentant la moyenne la plus faible seraient la Corrèze, la Savoie (5 litres environ). Viennent ensuite, par ordre de croissance, les principaux groupes suivants :

Côtes-du-Nord, Loir-et-Cher, Orne, Saône-et-Loire pour . . . . . 9 litres.
Haute-Garonne, Loiret, Nord. 12 —
Aisne, Côte-d'Or. . . . . 15 —
Rhône. . . . . 18 —
Bouches-du-Rhône, Seine-Inférieure, Seine-et-Oise . . . 19 —

Calvados . . . . 23 —
Seine . . . . 27 —

En ce qui concerne le Nord-Ouest, et en particulier la Seine-Inférieure, on a fait la triste remarque que l'existence de l'ouvrier se passe presque entièrement au cabaret ; l'eau-de-vie constituerait le fond même du repas : le liquide renferme très peu d'alcool pur, mais en revanche une quantité consirable d'alcool infect. La saveur en est si forte qu'elle brûle la bouche et la gorge, à peu près comme le ferait le vitriol.

A ce propos on dit même qu'en Belgique certains ouvriers ajoutent au genièvre quelques gouttes d'acide sulfurique, pour lui donner du montant.

Aujourd'hui, les débitants de boissons débordent jusque dans les moindres villages, et leur multiplication incessante devient un sujet d'inquiétude. Leur nombre va sans cesse croissant. Ainsi, pour la France,

En 1830 il y avait 280.000 débits
En 1845 — 330.000 —
En 1855 — 291.000 —
En 1865 — 350.000 —
En 1873 — 348.000 —
En 1875 — 342.000 —
En 1880 — 356.000 —
En 1885 — 399.000 —

Ce qui revient à dire que la proportion d'habitants par débit diminue sans cesse ; actuellement, au lieu de 109 habitants, il n'y en a plus que 94 par débit. Mais l'augmentation s'est principalement accentuée dans l'Allier, les Ardennes, les Bouches-du-Rhône, la Charente-Inférieure, les Côtes-du-Nord, la Dordogne, le Gard, l'Hérault, Ille-et-Vilaine, Indre, Jura, Lot-et-Garonne. La tendance à diminution n'est guère que dans la Haute-Loire et le Puy-de-Dôme. La proportion doit être aujourd'hui, pour la Seine, de un débit pour 85 habitants.

La consommation moyenne annuelle étant de 1.500.000 hectolitres d'alcool, soit 4 millions d'hectolitres d'eau-de-vie, elle représente une valeur de 1 milliard et demi (à 4 fr. le litre). Cette énorme dépense est supportée en grande partie par la classe la plus pauvre, dont la meilleure portion du salaire reste ainsi au cabaret.

En résumé, nous croyons avoir rassemblé dans cette étude, pourtant bien rapide, une quantité de preuves amplement suffisantes pour établir d'une manière bien nette que l'alcoolisme est véritablement une plaie sociale. Ajoutons que sa gravité a pour la France en particulier une importance extrême qui ne doit échapper à personne. En effet, une observation constante a montré que dans les régions où l'ivrognerie était le plus répandue, le recrutement était difficile. Poussé à ses dernières limites, l'alcoolisme doit créer et crée en effet une race spéciale qui peut bien se continuer pendant un certain temps avec ses infirmités physiques et ses tendances vicieuses, mais qui fort heureusement manquera d'éléments suffisants pour se perpétuer : c'est ainsi que doit s'éteindre l'ivrognerie quand elle a pénétré dans un groupe social quelconque.

Lutte contre les progrès de l'alcoolisme

On comprend ainsi que la grande majorité des peuples ait essayé de lutter contre ce fléau, quelquefois même avec des moyens violents. Mais pour qu'ils aient chance de réussir, ils doivent être adaptés aux mœurs de chaque nation. Telle mesure qui chez l'une réussit admirablement, chez l'autre n'aura pas la moindre chance de succès.

Dans quelques Etats, on a dû rompre avec les habitudes de liberté absolue, et employer des mesures restrictives quant au nombre de cabarets existants. C'est ainsi que l'on a procédé en Suède où l'on a fermé près de la moitié des débits de boissons en moins d'une année.

Un pareil système ne laisse pas que d'être abusif et quelque peu violent ; l'arbitraire et la passion politique peuvent aussi se montrer dans une semblable question où devraient dominer les seules considérations hygiéniques ou sanitaires. Tout en respectant le principe de la liberté individuelle, on devrait respecter davantage les lois les plus élémentaires de la salubrité publique et de la moralité avec plus de soin qu'on ne le fait chez nous quand il s'agit de l'installation d'un cabaret.

De plus, un écrivain des plus distingués, M. Metman, dans une étude soignée qu'il a faite sur ce point, admet qu'il aurait tout avantage à calquer les incapacités des débitants sur celle des électeurs, et à déclarer que pour ouvrir un cabaret il faudrait jouir de tous ses droits civils et politiques, avec un casier judiciaire intact. Nous sommes tout à fait de son avis.

Certains cabaretiers, poussés avant tout par l'appât du gain, exploitent les buveurs en leur faisant crédit; mais ils s'entourent de garanties tellement exorbitantes que l'appauvrissement de l'un fait souvent la richesse scandaleuse et rapide de l'autre. Il conviendrait donc que la loi ne reconnût pas plus les dettes de cabaret que celles du jeu.

Il nous paraît urgent d'interdire l'entrée des cafés et cabarets aux enfants et jeunes gens jusqu'à l'âge de 16 ou 18 ans, voire même jusqu'à la majorité, à moins d'être accompagnés d'une personne majeure elle-même et responsable. Les familles de ces enfants savent malheureusement à quoi s'en tenir sur les abus aussi nombreux que regrettables que l'on voit à ce propos, surtout dans les grands centres de populations : Les dangers qui en résultent pour la santé publique restent toujours menaçants. Nous souhaiterions en particulier une surveillance des plus sérieuses en ce qui concerne les débits où les femmes sont à peu près exclusivement employées. Personne n'ignore que, le plus souvent, ce n'est là qu'une forme plus ou moins nouvelle de la prostitution clandestine placée dans les plus mauvaises conditions hygiéniques qu'il soit possible d'imaginer. Nous n'insisterons pas davantage sur ce point que M. le Professeur Fournier a si magistralement développé tant dans ses cliniques à l'hôpital Saint-Louis que dans les séances de l'Académie de médecine (1890).

De plus, nous avons en France la loi sur l'ivresse publique, déjà vieille de près de vingt années. Elle devait, d'après son titre même, « réprimer l'ivresse et combattre les progrès de l'alcoolisme ». On peut voir son texte complet disposé en bonne place dans chaque cabaret. Si nos législateurs ont un seul instant pensé que cette dernière mesure aurait le pouvoir d'empêcher l'ivrognerie ou de la rendre moins fréquente, il faudrait leur supposer une trop forte dose de naïveté, ce que nous ne pouvons pas admettre. Il ne faut donc point penser que le nombre des alcooliques endurcis ait diminué depuis la promulgation de cette loi. Le relevé des contraventions et des délits relatifs aux faits d'ivresse publique montre bien, il est vrai, une augmentation pour les premières années qui en ont suivi l'application.

Les nombres accusent une diminution notable pour les années suivantes. On pourrait, à première vue, en conclure que l'alcoolisme tend à disparaître. Malheureusement, il est nécessaire de le dire, cette diminution est purement illusoire et ne répond pas du tout à la réalité. Elle provient simplement de ce que les poursuites ne se font plus avec la même énergie qu'autrefois.

On devrait essayer au moyen d'impôts aussi élevés que possible, de rendre la consommation si fréquente des liqueurs fortes, plus difficile pour la classe ouvrière. Par contre, on devrait réduire au strict minimum, ou même supprimer tout à fait les droits de consommation sur les liquides de simple fermentation et d'usage courant (vins, bières, cidres). Il conviendrait aussi de

frapper d'un impôt moins lourd le débitant
de ces mêmes boissons, mais avec cette
condition absolue toutefois, de ne pas vendre
d'autres liquides (J. Robyns, secrétaire gé-
général de la société de Tempérance).

On a parfaitement le droit de regarder
l'alcool non comme un objet de première
nécessité, mais comme un produit de luxe.
L'Etat pourrait même s'en réserver le mo-
nopole, absolument comme il le fait aujour-
d'hui pour le tabac. Les consommateurs
pourraient ainsi espérer que la pureté des
produits serait à peu près assurée, et cela,
nous le savons à présent, est d'une importance capitale. Tel est le principe d'un pro-
jet imaginé par un savant économiste, M.
Alglave, professeur à la Faculté de droit de
Paris.

Sans préjuger en rien de l'avenir, nous
voudrions voir les lois existantes appliquées
avec plus de sévérité qu'on ne l'a fait jusqu'ici. Rien n'empêcherait d'augmenter le
montant des amendes dans le cas de flagrant
délit: Ce serait en quelque sorte un impôt
permanent sur l'ivrognerie. Il conviendrait
aussi que l'interdiction des droits civiques
fût étendue a celle des droits civils, dans les
cas prévus par la loi de 1873. Il faudrait
se montrer particulièrement inflexible dans
les cas où la fermeture d'un débit serait
reconnue nécessaire. Il ne faudrait pas non
plus se laisser fléchir par la considération
d'influences politiques, toujours invoquées
en pareilles circonstances. On devrait prendre des mesures sévères contre les falsifica-
teurs et ne pas frapper seulement le petit
détaillant en épargnant comme on le fait

trop souvent le gros industriel dont la fortune rapide s'accroit au détriment de la santé publique.

Quant à la fraude, est-elle actuellement surveillée aussi étroitement que possible, et surtout est-elle toujours réprimée sans faiblesse ni compromission scandaleuse ? Les lois, a-t-on dit bien souvent, ne valent que par l'application qu'on en fait. Il faudrait donc que les agents de l'Etat fussent moins accessibles aux influences qui cherchent à les détourner d'appliquer strictement et impartialement ces mêmes lois. Les abus doivent avoir été bien nombreux et criants pour qu'un ministre se soit vu forcé de les avouer, pour les excuser presque, en pleine tribune parlementaire !

Education du premier âge

Tous les moyens de coercition que l'on a imaginés jusqu'à présent, et tous ceux qui restent à trouver, seront souvent nécessaires, nous le reconnaissons volontiers, mais ils ne seront jamais suffisants à eux seuls. Il importe plus encore d'améliorer les mœurs publiques et de faire pénétrer dans l'esprit des enfants, sur les bancs de l'école, les saines idées de sobriété. Pour atteindre ce but, la société peut disposer d'un instrument puissant : l'instruction.

Le maître chargé de la direction d'une école doit se rappeler sans cesse que l'enfant devenu homme ne perdra jamais complétement le souvenir des principes bons ou mauvais qu'on lui aura enseignés.

L'influence de l'éducation est réelle, indiscutable ; et par elle, en s'y prenant de très bonne heure, on pourra espérer que les mœurs se transformeront et que les mauvais instincts seront aussi moins fréquents.

Nous reconnaissons hautement, avec l'un des savants professeurs du Collège de France, M. Joseph Franck, que l'on empêchera les ravages dûs à l'alcoolisme en améliorant cette grande œuvre de l'éducation, en travaillant à développer non-seulement l'intelligence, mais les caractères, en faisant contracter de bonne heure les habitudes d'ordre, de travail et de sobriété.

L'enfant a grandi, il a quitté les bancs de l'école et est devenu un ouvrier. Pour discuter avec ses amis ou ses camarades d'atelier sur les affaires publiques, sur ses devoirs, ses droits ou ses intérêts corporatifs, sa première idée est aujourd'hui de se rendre au cabaret : N'a-t-on pas eu l'impudence ou la sottise de déclarer en plein Parlement que le cabaret était le salon du pauvre !

Ne ferait-on pas mieux d'installer partout les syndicats dans des locaux sains et bien aérés. Le travailleur de la ville ou des champs n'a pas su jusqu'à présent, utiliser ce puissant moyen, l'association ; et d'ailleurs qui le lui aurait appris ? Ceux-là même qui en ont le devoir se sont bien gardés de le faire. Les Anglais ont été et seront encore de longtemps nos maîtres sur ce point ; ne rougissons donc pas de les imiter en ce qu'ils ont fait de bon et d'utile. Chez nos voisins, des sociétés nombreuses se sont fondées qui ont eu pour but spécial, bien limité : la pratique de la tempérance. Elles sont aujourd'hui dans un état de prospérité que nous devons leur envier.

Elles ont, comme en Suède, en Norwège, en Suisse, aux Etats-Unis, réussi dans un temps relativement court à combattre efficacement les progrès de l'alcoolisme, au moyen de conférences publiques, de journaux répandus à profusion. Une société analogue s'est fondée en France; son installation est de date trop récente pour que nous puissions porter sur elle un jugement ferme. Nous souhaitons vivement qu'elle étende son action et qu'elle trouve des imitateurs.

Au lieu de nous abandonner à une indifférence coupable, nous devons faire les plus grands efforts pour enrayer la marche de ce fléau des sociétés civilisées, et ramener dans notre pays les habitudes de sobriété qui font la véritable force d'une nation.

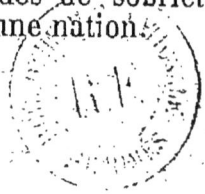

Issoudun. — Imprimerie Eugène Motte.

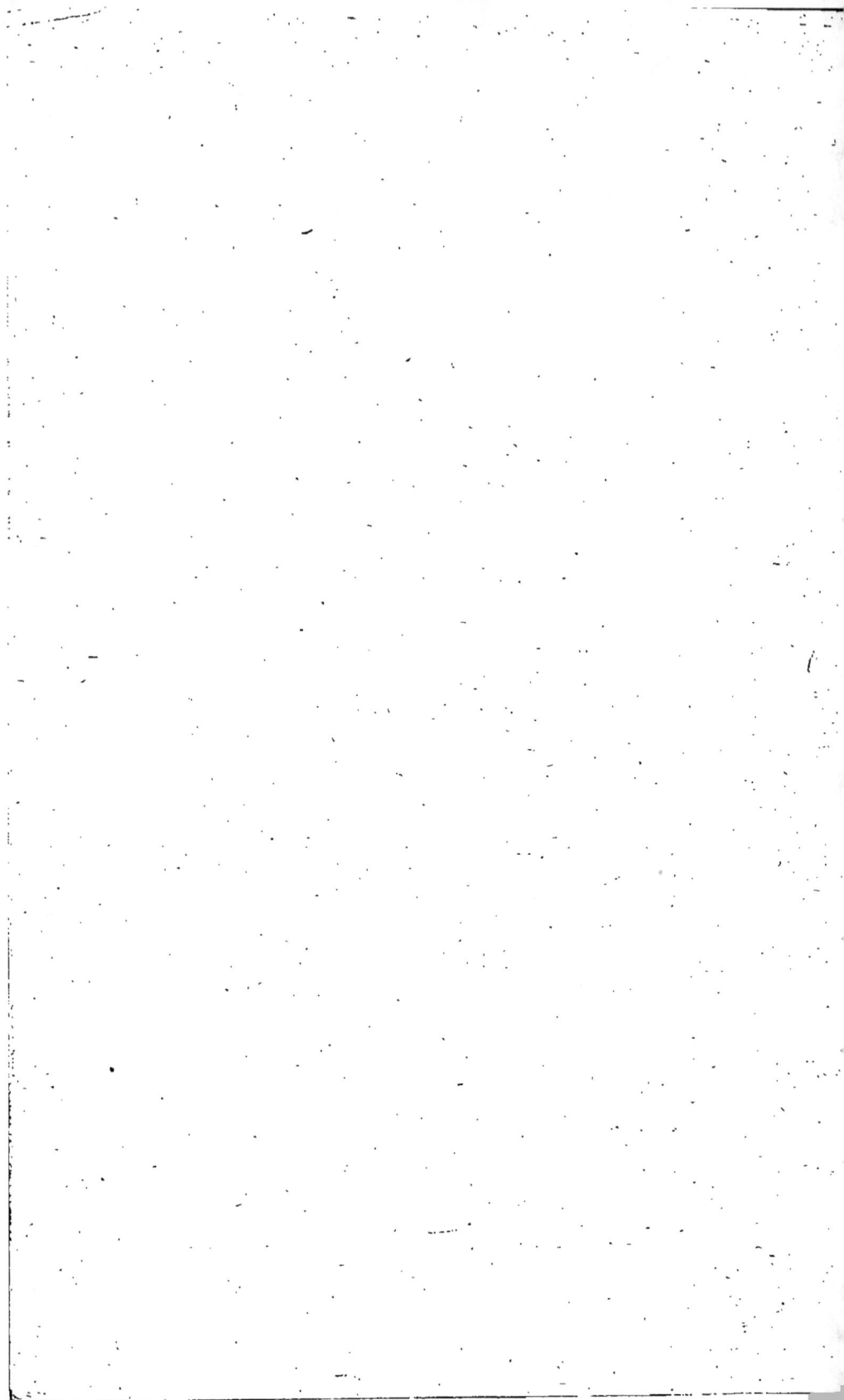

Tirage à 50 exemplaires pour
le compte de l'auteur.

Issoudun, le 12 Novembre 189

E. Motte

www.ingramcontent.com/pod-product-compliance
Lightning Source LLC
Chambersburg PA
CBHW070735210326
41520CB00016B/4466